# L'Accouchement

## sans Douleurs

Par le

# Massage Obstétrical

## THÈSE

PRÉSENTÉE POUR COOPÉRER

A L'ŒUVRE DE LA REPOPULATION

DE LA FRANCE

PAR

## JEANNE-HÉLÈNE-ÉLÉONORE SCHMITT

ACCOUCHEUSE

DIPLOMÉE DE LA MATERNITÉ DE PARIS

*Née à Phalsbourg (Alsace-Lorraine), le 25 Février 1859*

* * *

Prix : **5 fr.**

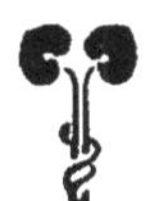

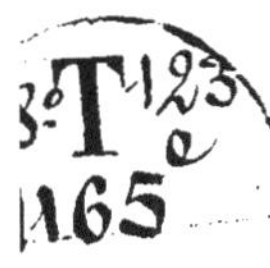

NANCY

Typographie L. BERTRAND

51, Rue Saint-Georges, 51

1909

# L'ACCOUCHEMENT SANS DOULEURS
## PAR LE MASSAGE OBSTÉTRICAL

A LA CHÈRE ET VÉNÉRÉE MÉMOIRE

DE MES PARENTS



A MONSIEUR LE SÉNATEUR PIOT

*Hommage de respectueuse sympathie*



A MES AMIS

A MES CLIENTS

# L'Accouchement
## sans Douleurs par le

# Massage Obstétrical

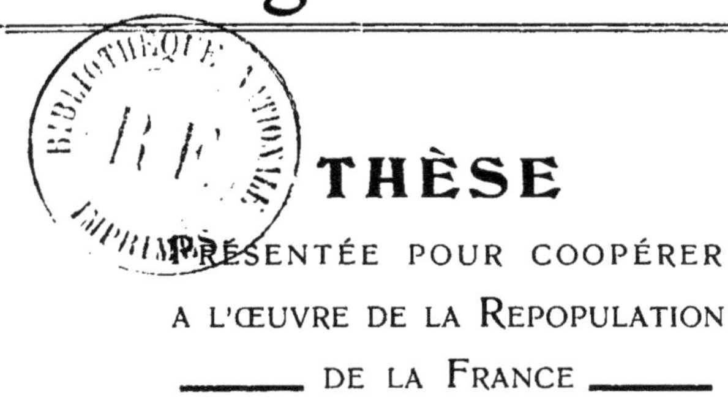

## THÈSE

PRÉSENTÉE POUR COOPÉRER

A L'ŒUVRE DE LA REPOPULATION

DE LA FRANCE

PAR

## JEANNE-HÉLÈNE-ÉLÉONORE SCHMITT

ACCOUCHEUSE

DIPLOMÉE DE LA MATERNITÉ DE PARIS

Née à Phalsbourg (ALSACE-LORRAINE), le 25 Février 1859

* * *

NANCY

Typographie L. BERTRAND

51, Rue Saint-Georges, 51

1909

# INTRODUCTION

Depuis que Dieu, dans sa juste colère, jeta sur Eve l'anathème qu'elle devait transmettre à sa postérité : « Tu enfanteras dans la douleur », sur toutes les terres comme sous tous les cieux, sous toutes les latitudes comme sous tous les climats, chez toutes les peuplades, sans distinction de race, toute créature qui procréa, paya son tribut à la vindicte biblique.

Trall, dans ses Mémoires, dit : « Une chose à remarquer: « Plus une nation s'affine, plus l'accouchement est difficile, comme si le Créateur voulait rétablir un équilibre et lui infliger un surcroît de douleurs dans cette occasion, pour obvier à ceux que par leurs soins ils se diminuent. »

Si encore l'accouchement et ses suites se résumaient à quelques heures ou à quelques jours de souffrances, mais combien de femmes, malgré les progrès de la médecine et de la chirurgie modernes, voient sombrer leur santé, voire leur vie, à cette phase de leur existence; aussi dans bien des familles, l'attente d'une naissance, au lieu d'être envisagée avec joie et impatience, est considérée avec crainte et terreur, à l'égal d'un enchaînement de vicissitudes.

D'autre part, si la vie ou la santé de la femme est

compromise par une délivrance pénible, combien plus
encore l'est celle du fœtus ? Journellement, nous voyons
des femmes qui, après un martyre de plusieurs jours,
amènent un enfant mort ou qui meurt quelques heures ou
quelques jours après, à cause de la trop longue durée du
travail ou à la suite de manœuvres qui ont été nécessitées
pour sa venue.

Aussi, nombreuses sont les femmes qui, effrayées par
une telle perspective, demandent journellement à l'avortement un affranchissement à leur situation, affranchissement trompeur, qui, s'il ne les conduit pas à la mort
immédiate, leur impose, pour le reste de leur existence,
un avenir de souffrances et de maladies. S'il échoue, il
marque leur fœtus du sceau indélébile de l'atavisme ; la
femme porte dans son sein un futur assassin : celui qu'on
a voulu détruire, détruira ses semblables.

D'autre part, je puis affirmer n'avoir jamais vu de
fausse couche, même sans avoir été provoquée, qui ne
détruise l'équilibre de la santé pour toujours, ou du moins
pour un très long laps de temps.

S'il est pénible pour la mère de famille d'avoir sa
santé compromise par une parturition difficile, combien
est-il plus cruel encore pour une fille-mère séduite, puis
abandonnée, qui, n'ayant personne pour lui gagner sa
vie, est obligée de subvenir elle-même à ses besoins et à
ceux de son enfant, et qui, par suite d'une couche labo-
rieuse, reste longtemps sans travailler, ou du moins ne
peut plus s'occuper d'une façon aussi rémunératrice
qu'avant, elle qui cependant a racheté sa faute en don-
nant un être à la société !

Emue de cet état de choses, de cette vision de souffrances, de morts, de décadence familiale et nationale, je

restai souvent songeuse, me demandant quel moyen pourrait bien y remédier. Je ne trouvai qu'une issue : rendre l'accouchement facile et partant sans suites fâcheuses.

« Vouloir, c'est pouvoir », dit un proverbe français !

Puisque le farouche Jéhovah de la Bible avait condamné la femme à enfanter dans la douleur, il était naturel, puisque l'arrêt venait du ciel, de s'adresser à ses habitants présumés pour en adoucir la rigueur et en obtenir au moins un allègement à la peine. Aussi, dans un voyage que j'entrepris dans les Pyrénées, je priai sainte Anne d'intercéder pour moi auprès de Notre-Dame de Lourdes, qu'elle veuille bien m'inspirer les moyens à prendre pour arriver au but que je me proposais.

Ma prière fut exaucée, et elle me suggéra de tirer parti de l'état de certaines choses que je vais relater et qui, mises en pratique, aboutirent à des résultats inespérés, et qui depuis six ans que j'ai résolu le problème, ne m'ont pas fait défaut une seule fois.

## CHAPITRE PREMIER

# Le Massage Obstétrical

### THÉORIE

Le professeur Trall continue dans ses mémoires :

« L'accouchement laborieux n'est pas une nécessité constitutionnelle, mais bien la conséquence d'habitudes non physiologiques. »

Il est évident que si ce phénomène naturel est compliqué et présente des anomalies, il faut en rechercher la cause dans le développement de la civilisation, la vie que nous menons, si éloignée de la nature, les exigences de la société moderne, la nervosité extrême et les préjugés.

Il y a quelques années, des feuilles obstétricales ayant vanté le bromure d'éthyle dans la parturition, j'en essayai, mais ce n'est qu'un sédatif, ne pouvant supprimer ou enrayer les entraves apportées par la mère ou par le fœtus : son odeur seule suffit à le proscrire.

Ayant remarqué à maintes reprises que des femmes qui, les deux derniers mois de la grossesse, avaient le col effacé et dilaté, accouchaient sans douleurs, j'en conclus que si l'on parvenait à effacer et dilater artificiellement le col avant que le travail ne commençât, on procurerait à chaque femme une parturition indolore.

Me rappelant que Tarnier, mon regretté professeur, dans son manuel d'obstétrique dit : « Nous croyons être dans le vrai en avançant que l'utérus se contracte durant toute la durée de la gestation », je songeai à utiliser cette force contractile, me répétant que dans la nature prévoyante tout sert ou est appelé à servir.

Ailleurs, il ajoute : « En résumé, la contractilité des parois de l'organe agit seule dans la première moitié du travail, mais dans la deuxième partie, elle est aidée par la contraction des muscles abdominaux. »

Le célèbre Haller considérait avec quelques autres la contraction utérine comme secondaire et donne à la contraction des muscles abdominaux le rôle principal dans l'expulsion du fœtus.

Depaul cite plusieurs cas dans lesquels l'utérus se contractait très régulièrement et où il fut forcé d'appliquer le forceps, parce que les muscles abdominaux ne se contractaient pas. L'une des femmes était paraplégique et l'autre, amputée de la cuisse, ne pouvait s'arc-bouter que sur une jambe, les efforts mal dirigés ne faisaient qu'affaiblir les contractions utérines.

Me rangeant à la théorie de Haller, qui l'emporte sur celle de Tarnier, comme les faits que je vais avancer le prouveront, je cherchai à combiner la contraction des muscles abdominaux avec celle des fibres musculaires de l'utérus pour amener l'effacement, puis la dilatation du col et en retour celle des muscles du plancher périnéal pour la dilatation de la vulve et du périnée.

Le massage obstétrical était conçu !

CHAPITRE II

# *Le Massage Obstétrical*

## PRATIQUE

« Aide-toi, le ciel t'aidera ! »

Pour exciter la contraction des muscles abdominaux, je songeai à utiliser le massage.

Qu'est-ce que le massage ?

Le massage est une action de passer, de pétrir avec les mains les parties musculaires du corps, afin de donner à celles-ci de la souplesse et d'exciter la vitalité des parties sous-jacentes.

Le massage obstétrical était né !

Le massage utérin est relativement récent, mais en Allemagne, il a une grande extension. Cette méthode a été imaginée en Suède par le major Thure Brand, qui l'appliqua d'abord à ses soldats atteints de prolapsus rectal ; puis il traita les femmes atteintes de prolapsus ou de déviations utérines.

Il l'appliquait en introduisant l'index et le médius gauches dans le vagin, tandis que la main droite fixait l'utérus au travers des parois abdominales.

Comme mon massage ne vise que les muscles abdominaux, il ne consiste qu'en passes, foulages et frictions, et ne nécessite l'introduction d'aucun doigt dans le vagin, que dans l'avant-dernière séance, pour rectifier la dilatation complète du col, et dans la dernière, pour opérer la ponction des membranes.

Le massage appliqué à l'obstétrique se décompose en cinq périodes bien distinctes :

1° Période de décongestion ;
2° Période d'assimilation ;
3° Période d'abaissement ;
4° Massage circulaire ;
5° Ponction des membranes.

Pour l'application des massages, comme il est urgent que les personnes qui s'y intéressent les voient faire, d'autant plus qu'un mois suffirait pour les mettre au courant, je ne m'étendrai pas davantage sur ce sujet ; attendu qu'ils doivent être combinés d'après la présentation et la position du fœtus, je me tiens à leur disposition pour les renseigner et agréer les parturientes qu'elles voudront me présenter, qu'elles soient primipares ou multipares ; soit que je présente un sujet. Seulement, pour la compréhension de ma méthode, je suis forcée d'ouvrir une parenthèse au sujet de la ponction des membranes, cinquième et dernier temps du massage.

Une fois la dilatation du col complète, la poche d'eau commence à se former petit à petit ; elle bombe d'intervalles en intervalles et la femme que j'interroge me dit ressentir de vagues tiraillements. Je fais alors la ponction des membranes ; le fœtus, moins favorisé que le poussin dans sa coquille, n'a pas reçu de dame Nature le pouvoir ni l'autorisation de faire, de sa volonté, son entrée dans le monde, et je vous avouerai que ce n'est jamais sans une certaine émotion que j'ai introduit ainsi une nouvelle âme au banquet si décevant de la vie.

Au bout donc de quelques minutes qui suivent la ponction de la poche des eaux, la patiente regagne son domicile, car elle va ressentir des poussées douloureuses ; alors, et dans presque tous les cas, au bout d'une heure elle met son enfant au monde.

Voici la clef du massage appliqué à l'obstétrique : Il faut que le travail soit terminé quand le travail commence.

Il est urgent de ponctionner les membranes sitôt la dilatation complète, la partie fœtale appuyant sur le plancher du bassin ; voici pourquoi : Si on ne rompait pas la poche d'eau quand elle commence à se former, l'utérus reprendrait ses droits et se contracterait pour expulser le fœtus, et si les membranes sont résistantes, il n'y aurait aucune impossibilité à ce que la femme souffre plusieurs heures avant qu'elles ne se rompent d'elles-mêmes, souffrances qui n'auraient aucune raison d'être, puisqu'une fois la poche rompue, l'expulsion est pour ainsi dire immédiate: Toutefois, j'ai observé que la dilatation étant complète, sur douze cas, trois fois la poche se rompt spontanément. Seulement, il ne faut pas y compter.

## CHAPITRE III

# *Le Massage Obstétrical*

### SES AVANTAGES

Le massage obstétrical est avantageux pour la mère, pour le fœtus, pour l'accoucheur ou l'accoucheuse.

Pour la mère :

Par le moyen du massage obstétrical, le travail est de très courte durée ; une heure ou deux suffisent pour l'expulsion du fœtus ; la mère n'ayant pas eu de douleurs préventives, a toute sa force pour le pousser au dehors, puisqu'il est sur le périnée lorsque je fais la ponction des membranes ; les quelques douleurs qu'elle éprouve sont très supportables, et ayant très peu souffert, le rétablissement est prompt.

Du côté du fœtus :

Sa vie n'est pas menacée, puisque la délivrance est spontanée ; il n'a à subir aucune manœuvre pour faciliter sa sortie ; il naît comme un Jésus, n'ayant eu à subir aucune pression, ni tractions intempestives, il n'a aucune déformation du crâne, ni bosse séro-sanguine, ni état de mort apparente.

Du côté du praticien ou de la praticienne :

Pour ne point faire de jaloux, nous prenons également l'intérêt de l'accoucheur et de l'accoucheuse qui ne se morfondent plus pendant quelquefois plusieurs jours ou plusieurs nuits au chevet de gens exaspérés par la souffrance, et dont l'entourage affolé vous abreuve de questions oiseuses et de propos plus ou moins équivoques.

Que le corps médical ne s'alarme pas ! S'il y a moins d'applications de forceps, de déchirures du périnée, etc., toutes les femmes qui auront vu appliquer la méthode la réclameront, soit pour elles, soit pour leurs proches ; le massage obstétrical deviendra donc une source de gains pour le médecin ou la sage-femme, même une position d'avenir pour un jeune praticien ou praticienne qui voudraient aller s'établir à l'étranger et y propager cette nouvelle méthode en s'y spécialisant.

D'autant mieux que sans nuire à aucun confrère ou collègue précédemment établi puisque, comme je vais vous l'expliquer, le massage obstétrical s'applique dans le dernier mois de la grossesse et que pour la délivrance, les familles continueront à prendre leur médecin ou sage-femme habituels ; tel que je l'exerce ici, depuis six ans, mon rôle est terminé à la ponction des membranes, et mes clientes regagnent leur domicile, où elles se font délivrer par le médecin ou la sage-femmme de leur choix ; d'autres se rendent à l'hôpital.

# CHAPITRE IV

## Le Massage Obstétrical

### A QUEL MOMENT DE LA GROSSESSE DOIT-IL ÊTRE APPLIQUÉ ?

Le massage obstétrical doit être commencé la seconde quinzaine du huitième mois, qui correspond à huit mois et demi.

Il doit être fait un massage tous les jours, de la durée d'une heure chaque fois.

Comme chez une primipare il en faut de douze à quinze, nous atteignons le terme de sa grossesse ; d'ailleurs, le nombre des massages varie, comme je vais vous le démontrer plus loin, d'après la présentation et la position du fœtus qui doit toujours être laissé dans la position qu'il occupe primitivement.

# CHAPITRE V

# *Le Massage Obstétrical*

## DE L'ACCOUCHEMENT PROVOQUÉ

Le massage obstétrical s'emploie également pour l'accouchement que l'on juge devoir provoquer au terme de sept ou de huit mois.

La seule différence d'avec l'accouchement à terme, c'est que la ponction des membranes faites, il s'écoule quelquefois plusieurs heures avant que les contractions expultrices ne commencent. Comme la parturiente ne ressent aucune douleur, il est inutile de s'en occuper, je me borne à lui faire prendre quelques injections antiseptiques.

J'ajouterai seulement qu'elle n'endure pas un long martyre comme avec l'application du ballon dilatateur de Tarnier, et qu'elle n'est pas exposée aux accidents septicémiques que provoquent l'application de la sonde utérine.

# CHAPITRE VI

## DE LA DÉLIVRANCE
### APRÈS LE MASSAGE OBSTÉTRICAL

L'utérus n'ayant pas été fatigué ni surmené par un travail lent ou irrégulier, ni irrité par l'application intempestive d'instruments, se rétracte de suite et normalement ; donc, pas d'hémorragie, pas de renversement, d'enchatonnement ou de rupture de l'utérus.

D'ailleurs, quand c'est moi qui procède à une délivrance, j'ai l'habitude de faire prendre à la parturiente sitôt l'expulsion de l'arrière-faix, une dose d'ergot de seigle de 50 centigrammes, et jamais je n'ai eu une seule hémorragie à enregistrer.

# CHAPITRE VII

## Le Massage Obstétrical

### APPLIQUÉ A LA PATHOLOGIE DE LA GROSSESSE

Il est évident que si le massage obstétrical est agréable et utile aux personnes dont la grossesse n'est accompagnée d'aucune maladie, ou qui ont déjà eu des accouchements normaux, il devient urgent pour les femmes enceintes atteintes de :

*Maladies organiques.*

Maladies du cœur ;
Asthme ;
Dyspnée ;
Hypertrophie de la glande thyroïde ;
Et de maladies épidémiques ou convalescentes de
    ces maladies.
Grippe ;
Choléra ;

*Maladies endémiques.*

Fièvres intermittentes ;
Fièvres éruptives ;
Variole ;

Scarlatine ;
Rougeöle ;

*Maladies sporadiques diverses.*

Fièvre typhoïde ;
Pneumonie ;
Ictère ;
Syphilis ;
Intoxication saturnine ;
Phtisie ;
Hystérie, Epilepsie, Chlorose ;

*Lésions de la digestion.*

Vomissements ;
Diarrhée ;
Constipation ;

*Lésions de la respiration et de la circulation.*

Hémorrhagies ;
Varices ;
Hémorrhoïdes ;

*Lésions des sécrétions et des excrétions.*

Ptyalisme ;
Albuminurie, Urémie ;
Hydropisie du tissu cellulaire.

*Lésions de l'Innervation.*

Eclampsie ;
Vertiges. Syncopes ;
Névralgies diverses ;

Paralysies ;
Troubles intellectuels.

### *Lésions des articulations du bassin.*

Relâchement des symphises ou Inflammation des
  symphises ;
Douleurs abdominales, utérines, lombaires, ingui-
  nales ;
Rhumatisme de l'utérus ;
Déplacements de l'utérus ;
Prolapsus ;
Rétroversion ;
Antéversion ;
Obliquités latérales ;
Ulcérations du col utérin.

Nous n'avons pas non plus à enregistrer les accidents
qui souvent compliquent ou enrayent le travail résultant
de la lenteur excessive ou d'un travail trop prompt, de
la faiblesse des contractions ou d'un ralentissement des
douleurs ou bien d'une irrégularité qui amène les posi-
tions irrégulières, compliquées ou inclinées du sommet,
du pelvis, de la face, du tronc.

Pas de résistance du côté des parties génitales exter-
nes, pas de rigidités de la vulve, pas de résistance du
périnée et, partant, pas de déchirure ; pas de renversement du vagin, ni de thrombus ; pas d'agglutination de
l'orifice externe du col, ni d'oblitération ; pas de rigi-
dité ni de rétraction spasmodique du col ; pas d'obliquité
de l'orifice, ni de tuméfaction et allongement de la lèvre
antérieure ; pas d'obliquité utérine antérieure ou postérieure ou latérale ; pas de prolapsus ni de rupture
de l'utérus ou du vagin.

## CHAPITRE VIII

# *Le Massage Obstétrical*

### APPLIQUÉ AUX DIFFÉRENTES PRÉSENTATIONS DU FŒTUS

Pour bien faire comprendre l'efficacité du massage obstétrical, je vais vous présenter quelques observations recueillies alternativement concernant différentes présentations du fœtus, ainsi que diverses complications qui ont accompagné l'accouchement .

> *Présentations du sommet.*
> *Présentations du siège.*
> *Présentation de l'épaule.*
> *Accouchement gémellaire.*
> *Bassin vicié par excès d'amplitude.*
> *Cal difforme de la branche ischio-pubienne.*
> *Oblitération de l'orifice interne du col.*
> *Brièveté du cordon par circulaires.*
> *Double poche d'eau.*

Comme la position qu'occupe le fœtus nous est indifférente, nous ne nommerons que la présentation.

# CHAPITRE IX

## Le Massage Obstétrical

**APPLIQUÉ A LA PRÉSENTATION DU SOMMET**

### OBSERVATION I.

1907. M^me ANNA H...., 27 ans, vient de la province Rhénane faire ses couches à Nancy.

Grossesse normale.

Primipare.

Présentation du sommet.

Je lui fais 18 massages.

Ponction des membranes le 5 octobre, à 7 heures du soir. Je la fais souper comme d'habitude, puis je la fais conduire à la Maison de Secours, où elle entre pensionnaire à neuf heures du soir.

A dix heures et demie du soir, les contractions douloureuses commencent ; pour onze heures, tout est terminé ; elle mit au monde un énorme garçon.

Elle en conclut : « On m'avait dépeint l'accouchement sous des couleurs si sombres, et à la salle d'accouchement, à côté de moi, des femmes jetaient des cris, je ne comprends vraiment pas que pour des douleurs aussi insignifiantes on fasse un tel vacarme. »

Se retrouve enceinte en 1909.

Grossesse normale comme en 1907.

Revient me trouver pour l'opération des massages.

19 sont nécessaires à cause d'une obliquité latérale gauche du col.

Ponction des membranes le 9 mars, à 4 heures du soir ; accouche à 8 heures sonnant du soir, les poussées ayant recommencé à 6 heures ; l'enfant est très gros.

## OBSERVATION II.

M<sup>me</sup> C.... 36 ans, multipare de son sixième enfant. Réglée à 12 ans.

A eu 5 accouchements normaux, mais très lents ; le travail du 5ᵉ accouchement a duré 3 jours.

Aussi, se retrouvant enceinte pour la 6ᵉ fois, me demande de lui préparer sa délivrance par les massages, d'autant qu'elle a d'énormes varices aux cuisses et à la vulve, que les massages font bientôt disparaître.

Présentation du sommet.

Au bout de 10 massages, je ponctionne la poche amniotique le 16 avril, 4 heures après-midi, jour du Jeudi-Saint.

Ma cliente retourne chez elle, soupe, se couche ; les poussées commencent à 4 heures du matin pour finir à 7 heures par l'expulsion d'une fille. Elles ont donc duré 3 heures, mais sans être aucunement douloureuses.

## OBSERVATION III.

M<sup>me</sup> V..., rue Villebois-Mareuil, Nancy.

Réglée à 13 ans. Se marie à 17.

Accouche à 18 ans d'un garçon en présentation du sommet, pour l'expulsion duquel le travail, commencé le vendredi à 4 heures du matin, se termine le dimanche soir, à 9 heures, par une application de forceps qui dérapa trois fois.

Comme bien à penser, les suites de couche furent très longues, et cette dame devint obèse et albuminurique.

Se retrouvant enceinte à 25 ans, et, vu son état, appréhende sa délivrance, d'autant que sa grossesse se complique d'hémorrhoïdes et de varices volumineuses de la vulve.

Je lui propose de lui préparer sa délivrance par des massages que nous commençons le 14 juin, à 8 mois et demi de grossesse.

Le 20 juin, dernier massage suivi de la ponction des membranes à 4 heures du soir.

Elle soupe, comme d'habitude, à 7 heures. A 9 heures du soir, quelques poussées se font sentir qui deviennent douloureuses vers 10 heures.

A 11 heures du soir, elle mettait au monde une fille en disant : « Une pareille couche, c'est un rêve, vous dire ma joie, quand les minuit ont sonné, de voir mon enfant reposer dans sa corbeille à côté de moi ».

Délivrance et suites de couches normales ; elle nourrit sa fille 4 mois consécutifs.

Nous en déduirons que si on avait laissé agir la nature, il était à craindre que la délivrance soit pire que la première fois, puisque cette dame a sept ans de plus, qu'elle est obèse, albuminurique ; de plus, de volumineuses varices et de douloureuses hémorrhoïdes qu'elle n'avait pas la première fois, viennent compliquer la grossesse ; le col utérin a de profondes cicatrices aux commissures par suite de l'application du forceps ; ajoutez à cela la crainte et le découragement et vous pressentirez ce qu'aurait pu être la délivrance.

OBSERVATION IV.

M^me Y..., rue de l'Equitation, Nancy, 35 ans. A eu une couche il y a 11 ans.

Le travail, qui a duré huit jours, a dû être terminé par une application de forceps.

Les suites de couches furent si mauvaises qu'elles ont nécessité un séjour de 11 mois au lit; l'enfant n'a vécu qu'un mois.

Se retrouvant enceinte, elle vient me consulter pour du pyrosis et de mauvaises digestions et s'affole à la perspective d'un nouvel accouchement.

Comme elle est de petite taille, a un bassin infantile je lui propose de lui préparer sa délivrance par des massages que nous commençons au 8^e mois de sa grossesse, le 17 décembre 1906.

12 massages suffisent.

Ponction des membranes le vendredi soir 27 décembre.

Le surlendemain, à 2 heures après-midi, cette femme revint, accompagnée de son mari, inquiète de n'avoir rien ressenti depuis l'avant-veille au soir qu'elle m'a quittée, sauf de faibles maux de reins.

Après l'avoir examinée, je lui répondis que si elle ne voulait pas accoucher chez moi, qu'elle reparte chez elle au plus vite.

En effet, à 4 heures du soir, son mari sonnait chez moi pour me prévenir que tout était terminé à 3 heures : « Une couche idéale ! » disait-elle.

## CHAPITRE X

# *Le Massage Obstétrical*

### APPLIQUÉ A LA PRÉSENTATION DU SIÈGE

### OBSERVATION I.

M^me F. St... multipare de son 7ᵉ enfant; a eu six accouchements normaux pour lesquels le travail a chaque fois duré 3 jours. Comme sa 7ᵉ grossesse était compliquée d'entérite et s'est terminée par une bronchite, elle est très fatiguée et me demande de lui préparer sa délivrance par des massages.

Le fœtus, qui est très mobile, se présente par le siège.

Au bout du 6ᵉ massage, 7 heures du soir, comme il était convenu qu'elle devait aller à Paris, faire ses couches dans sa famille, je l'engageai à prendre le train qui part de Nancy à 10 heures 40 du soir pour arriver à Paris vers 5 heures du matin.

Mais pendant qu'elle était au guichet à attendre la distribution des billets, elle sentit la poche d'eau qui se rompait spontanément.

Elle prit donc une voiture et se fit conduire à Maxéville, chez sa sage-femme, où elle accoucha à 11 heures du soir, le 13 février 1907, d'un enfant qui présentait les genoux, et à 7 heures du matin elle se faisait reconduire chez elle.

Les suites furent normales pour la mère et pour l'enfant, qui a été élevé à sec.

## OBSERVATION II

*Présentation du siège. — Bassin vicié par excès d'amplitude.*

M^me B... multipare de son 3^e enfant. A eu une première couche très pénible qui a été terminée par une application de forceps ; une seconde pour laquelle le travail a duré 3 jours ; ses fils ont des têtes très volumineuses.

Se retrouve enceinte une troisième fois.

A une très mauvaise grossesse, ne pouvant dormir, tant les mouvements du fœtus sont désordonnés et brusques ; aussi vient-elle me prier de lui préparer sa couche par des massages qui sont rendus très difficiles en ce sens qu'il est impossible, vu la largeur du bassin et la mobilité du fœtus, de fixer la partie qui se présente alors qu'elle est engagée.

Au bout du 8^e massage, la dilatation étant complète et la mobilité continuant, sentant la tête se présenter, je pris le parti de rompre les membranes, pensant forcer la partie fœtale à s'immobiliser. Il était sept heures du soir, ma cliente se fit ramener chez elle en voiture.

A 8 heures, elle accouchait d'un énorme garçon qui présenta d'abord un pied et, un quart d'heure après, le second.

Les suites de couches furent normales pour la mère et l'enfant, qu'elle allaite.

# CHAPITRE XI

# Le Massage Obstétrical

## APPLIQUÉ A LA PRÉSENTATION DE L'ÉPAULE

### OBSERVATION I.

La nommée Christine V..., primipare, 35 ans. Vient me consulter dans le courant de sa première grossesse pour des varices volumineuses des mollets et de la vulve.

Comme elle est domestique, que sa grossesse est clandestine, elle n'a pas grand temps à consacrer à sa délivrance et à ses suites ; aussi, je lui propose les massages.

L'enfant présentait le sommet, et comme elle se décida à confier son enfant à l'Assistance publique, au bout de 5 massages, la délivrance étant prête, je l'engageai à partir à Paris ; elle quitta donc Nancy à 10 heures 40 du soir et arriva à Paris vers 6 heures du matin.

Comme vu la distance qu'elle avait à parcourir, je ne voulus pas me hasarder à ponctionner les membranes, je lui remis un gramme d'ergot de seigle, en 4 cachets, en lui recommandant de les prendre à son arrivée à Paris, afin d'activer la rupture de la poche des eaux.

En effet, au bout du 3e cachet, elle sentit la poche d'eau

éclater, prit une voiture, se fit conduire à Baudelocque, que je lui avais indiqué, et elle y accoucha d'un fils au bout d'un quart d'heure qu'elle y était arrivée, sans avoir eu de douleurs.

Le 7ᵉ jour, elle demanda sa sortie qu'elle obtint, et reprit le chemin de Nancy, où elle ne s'arrêta que pour me rendre visite et reprendre une correspondance pour son pays, où elle arriva de nuit.

En tout, onze heures de chemin de fer, et le lendemain elle reprenait son service, n'ayant pas jugé à propos de faire part à ses maîtres du but de son absence.

S'étant retrouvée enceinte au printemps suivant, elle revint me trouver au 8ᵉ mois de sa grossesse.

En l'examinant, je fus frappée de la forme de son ventre, qui était très aplati : l'ovoïde fœtal atteignait à peine l'ombilic, et ses deux extrémités correspondaient aux deux fosses iliaques.

Je l'engageai à demander un congé et à revenir au plus tôt, afin que l'on provoque l'accouchement.

Le fœtus se présentait par l'épaule, acromia iliaque droite postérieure et était retenu par des circulaires.

Je commençai donc les massages quotidiens, et au bout du 15ᵉ, je fis la rupture des membranes à 7 heures du soir ; la quantité d'eau était considérable. C'était le 23 novembre 1906.

Comme elle était en pension chez une de mes collègues, elle retourna aussitôt chez elle et je l'engageai, sitôt arrivée, à envoyer chercher un médecin accoucheur pour terminer l'accouchement. Mais comme ma collègue était absente lorsque sa cliente fut de retour, il s'écoula encore 3 heures avant sa venue et celle du médecin. Quand ce dernier arriva, il n'eut qu'à introduire la main et faire la version. Il était onze heures du soir. L'opération ne dura pas plus d'un quart d'heure.

L'enfant n'a pu être rappelé à la vie.

La délivrance fut normale.

Ceci se passait le samedi soir.

Le surlendemain, lundi, la nouvelle accouchée quittait son lit, refaisait trois heures de chemin de fer pour regagner ses pénates et reprendre ses occupations le lendemain.

J'ai eu l'occasion de la revoir un mois après et ai demandé à l'examiner, craignant que ses imprudences accumulées et réitérées ne lui aient occasionné quelques dérangements ou inflammations à l'état latent ? puisque autrement elle se sentait très bien.

Je trouvai l'organe bien en place, le col bien rétracté, aucune cicatrice aux commissures du col, en un mot, elle peut nier avoir enfanté.

Voilà une vieille primipare, atteinte de varices volumineuses, de la vulve surtout, qui dans un quart d'heure de temps, sans douleurs, malgré l'emploi du seigle qui est d'habitude déconseillé pendant le travail, accouche, et à son septième jour entreprend un voyage de 11 heures pour reprendre son service de bonne à tout faire, le huitième jour de sa délivrance.

L'an suivant, elle accouche d'un enfant qui se présente par l'épaule ; elle se relève le surlendemain, reprend le train pendant trois heures pour retourner chez elle et réintègre sa place où elle est toujours depuis : voilà dix-neuf ans qu'elle y est, et où j'ai eu l'occasion de la revoir et de la retrouver en bonne santé.

La mère de cette jeune femme a eu 11 enfants présentant tous le sommet, à l'exception du 7ᵉ, qui tout comme celui de sa fille présentait l'épaule. La couche en fut si pénible que huit mois seulement après sa délivrance, elle commençait à se lever et à marcher avec des crosses.

J'estime que ce contraste est plus éloquent que tous les commentaires qu'on pourrait y ajouter.

# CHAPITRE XII

# Le Massage Obstétrical

## APPLIQUÉ A LA GROSSESSE GÉMELLAIRE

### OBSERVATION I.

Julia L...., 24 ans, primipare, souffre pendant sa grossesse de maux d'estomac ; l'utérus, qui est très développé en hauteur, refoule le sternum.

Prévoyant une délivrance compliquée, quoique n'ayant pas diagnostiqué de grossesse double, je l'engageai à venir me trouver au commencement de son huitième mois de grossesse pour commencer les massages.

Au 12ᵉ massage, comme elle avait l'intention de partir dans son pays pour y faire ses couches et que le déplacement nécessitait 7 heures de chemin de fer, je la prévins qu'elle se prépare à partir ; mais elle voulut temporiser, et, pour des raisons à elle, résolut d'ajourner son voyage au lendemain soir. Un quart d'heure était à peine écoulé que les membranes se rompaient spontanément ; elle fut donc forcée de prendre une voiture et de se faire conduire chez sa sage-femme ; mais pendant le trajet, qui est à peine d'une demi-heure, le premier enfant, qui présentait le sommet en occipito gauche antérieure, naquit dans la voiture, et le deuxième, qui présentait le siège, suivit le premier d'une demi-heure. Il était 10 heures du soir, et elle sortait de chez moi à 8 heures sans avoir éprouvé aucune douleur. Celles-ci ne commencèrent que quand les membranes se rompirent.

Les deux enfants, qui étaient de sexes différents, avaient une poche et une délivrance unique.

Les suites de couches furent normales, mais les enfants succombèrent dans le courant du mois, l'un après l'autre; la mère, ne voulant pas les nourrir, avait projeté de les élever à sec pendant les chaleurs caniculaires du mois de juillet.

# CHAPITRE XIII

## Le Massage Obstétrical

**APPLIQUÉ AUX COMPLICATIONS QUI PEUVENT
ACCOMPAGNER L'ACCOUCHEMENT.**

**CAL DIFFORME DE LA BRANCHE ISCHIO-PUBIENNE**

### OBSERVATION I.

La nommée STÉPHANE, 27 ans, domestique, vient me consulter au septième mois de sa grossesse pour une constipation opiniâtre : il y avait quinze jours qu'elle n'avait pas eu de garde-robe. Elle avait eu une première couche, deux ans avant. Le travail, qui a duré huit jours, a dû être terminé par une application de forceps ; l'enfant, qui est né débile, est mort quelques mois après, quoique sa mère l'ait élevé au sein.

En l'examinant, je diagnostiquai un cal difforme de la branche ischio-pubienne droite. En l'interrogeant, elle m'apprit qu'étant enfant, elle avait fait une chute d'une galerie, à la hauteur d'un premier étage. Ses parents, qui étaient journaliers et chargés de famille, ne s'en étaient pas occupés, d'autant que son père succombait au cancer des fumeurs, qui l'avait retenu presque un an sur son lit. On la laissa seulement couchée quelques jours.

Je l'engageai à revenir au terme de huit mois, et comme elle accéda à mon conseil, je commençai les massages.

L'enfant présentait le sommet en occipito iliaque gauche antérieure.

Après le 10ᵉ massage, la dilatation étant complète, je ponctionnai les membranes à sept heures du soir. Les contractions expultrices commencèrent à neuf heures ; à dix heures, elle accouchait d'un enfant du sexe masculin, l'avant-veille de Noël.

S'étant retrouvée enceinte l'été suivant, elle revint me trouver au huitième mois de sa grossesse, et, après treize massages, elle mit au monde un nouveau garçon énorme, en présentation du sommet.

L'accouchement se termina suivant le même mode que le précédent.

## OBSERVATION II.

### Oblitération de l'orifice interne du col

Marie P...., 14 ans, sommet en occipito iliaque gauche antérieure.

On me l'amena à 4 mois et demi de gestation pour un œdème considérable de la vulve, qui l'avait retenu un mois complet au lit, attendu qu'elle ne pouvait plus marcher.

Toutes les fonctions sont normales, pas d'albumine dans les urines.

Ses parents étant très inquiets, vu son jeune âge, sa petite taille, et toutes ces circonstances, je leur conseille de lui faire préparer sa délivrance par des massages que nous commençâmes le 3 novembre, deuxième jour exact de son huitième mois.

Après 20 massages, la tête était descendue dans l'excavation, le col complètement effacé, mais il subsistait une oblitération complète de l'orifice interne du col; on ne percevait même pas la sensation d'une dépression quelconque.

Depaul prétend que l'oblitération porte habituellement sur l'orifice externe, exceptionnellement sur l'orifice interne.

« Le travail morbide qui produit l'oblitération, dit-il, débute quelquefois après la fécondation, mais il paraît probable que le plus souvent il existait antérieurement, qu'il avait déjà notablement rétréci l'ouverture du col, et que la grossesse intervenant, a créé des conditions favorables pour compléter la soudure. »

Les primipares n'en sont pas exemptes, mais moins souvent que les multipares, car chez ces dernières, elle peut survenir à la suite d'un accouchement malheureux.

Les massages étant devenus inutiles, puisque le col était effacé et la tête descendue dans l'excavation, je l'ajournai à huit jours, pendant lesquels je lui fis prendre des demi-bains, un chaque jour de la durée d'une heure chaque fois, et je lui administrai deux cachets d'ergot de seigle de 25 centigrammes chaque.

J'exclus du programme les grands bains qu'on a l'habitude de faire prendre pendant le dernier mois de la grossesse ou dans les derniers jours ; à mon avis, ils annihilent complètement les forces ; d'autre part, dans nos pays humides et venteux, ils ne peuvent avoir qu'une action déprimante sur les organes de la respiration.

Elle revint donc après huit jours, comme convenu, et à ma satisfaction, je perçus en l'examinant, la sensation d'un grain de mil. Je recommençai les massages, et au bout du deuxième, je pus rompre les membranes à sept heures du soir.

A neuf heures du soir, elle mettait au monde une énorme fille sans avoir même poussé un cri, le 1ᵉʳ décembre 1908.

Voilà une primipare trop jeune, 14 ans ; au chapitre XI· je relate le cas d'une primipare trop âgée, 35 ans, pour avoir chacune, dans leur cas, une délivrance normale. Il était à craindre pour chacune que si on avait laissé la nature agir seule, il est plus que probable que des complications auraient surgi : application de forceps, déchirures du périnée, ou d'autres perspectives plus ou moins agréables.

Le massage, dans ces deux cas opposés, a donc de nouveau vaincu et sans un cri, ni de part ni d'autre, la délivrance a été un rêve.


## OBSERVATION III

### Brièveté du cordon ombilical

De tous les écueils que le massage parvient à écarter, il en est un spécial que l'on ne peut éviter parce qu'on ne peut pas le prévoir, je veux parler de la brièveté du cordon ombilical, qu'elle soit naturelle, ou qu'accidentellement elle résulte de circulaires qui s'enroulent autour du cou ou des membres du fœtus et en paralysent la descente.

Ce cas exige un plus grand nombre de massages, car les derniers ont pour but d'aider au décollement de l'arrière-faix, qui doit se faire avant la ponction des membranes, puisque le fœtus ne pourrait quand même pas descendre, retenu qu'il est dans la cavité utérine.

La nommée Marie H..., 22 ans, primipare, que j'avais soignée à partir du cinquième mois de sa grossesse, me pria de lui préparer sa délivrance par le moyen de massages.

Le fœtus présentait le sommet.

Je commençai les massages, mais arrivée à la troisième période : l'abaissement, il m'était impossible de fixer le sommet sur le plancher périnéal; il se présentait momentanément sous la pression et remontait aussi vite.

J'en augurai une brièveté du cordon.

Je fis donc deux massages par jour pour activer la délivrance, dans la crainte que le travail naturel ne commençât et ne vint enrayer nos efforts.

Au bout du dix-septième, un léger écoulement rosé vint m'indiquer que la délivrance commençait à se décoller.

La dilatation était complète, le sommet toujours oscillant ; je ponctionnai les membranes à sept heures du soir.

La parturiente se coucha, dormit toute la nuit ; le lendemain matin, à 8 heures, les contractions douloureuses commencèrent et durèrent jusqu'à trois heures de l'après-midi, où elle accoucha d'un enfant du sexe féminin qui avait le cordon ombilical enroulé autour du cou et du tronc.

L'arrière-faix accompagnait la sortie du fœtus.

Le travail a donc duré sept heures, mais n'a nécessité aucune intervention chirurgicale, qui aurait été forcée si le travail n'avait pas été préparé au moyen des massages.

## OBSERVATION IV.

### Double poche d'eau

Mme Eugénie N... a eu un premier enfant au terme de sept mois, après une pénible grossesse, compliquée d'une maladie de vessie qui a nécessité de nombreux lavages de cette cavité.

Les suites de couches furent accompagnées d'abcès d'un sein qui se renouvelèrent pendant huit mois.

Se retrouve enceinte, et vu ces pénibles antécédents, me demande de lui préparer sa couche par des massages.

Présentation du sommet.

Au bout du 10ᵉ massage, je l'informai que j'allais faire la ponction des membranes, mais elle m'observa que c'était un vendredi soir, et elle me pria d'attendre au lendemain, voulant éviter que son enfant naisse un vendredi.

Le lendemain matin, vers dix heures, elle vint me prévenir que les membranes s'étaient rompues spontanément en allant au marché. Mais en l'examinant, je lui fis remarquer que la poche était double, puisqu'il s'en reformait une autre, ce qui ne l'étonna pas, puisqu'il en avait été de même la première fois.

Mais comme midi approchait et que tous les membres de sa famille allaient revenir dîner, elle me pria d'ajourner la ponction des membranes, que je ne pus faire qu'à 5 heures du soir, à mon tour n'ayant pu lui consacrer mon temps. A 6 heures, elle accouchait d'une superbe fille qu'elle a allaité des deux côtés, trois mois consécutifs et qui maintenant commence à marcher seule.

Je pourrais citer encore de nombreux cas, puisque voilà 6 ans que j'exerce le massage obstétrical, si je ne craignais d'abuser de l'attention que vous avez bien voulu m'accorder jusqu'à présent et de laquelle je vous remercie.

J'ai réuni celles d'entre elles qui offraient un intérêt particulier et desquelles les suites pouvaient plus particulièrement être fâcheuses, soit pour la mère, soit pour l'enfant.

Il faut en déduire que si, comme il a été fait jusqu'à nos jours, on avait abandonné l'expulsion à la nature, combien de ces délivrances eussent été funestes soit à la mère, soit au fœtus ; si donc le massage obstétrical, dans un accouchement naturel et sans complications prépare une délivrance que celles qui s'y sont soumises appellent un rêve, il est urgent de l'appliquer quand on prévoit un obstacle du côté de la mère ou du côté du fœtus et ne pas craindre de l'appliquer au 8ᵉ mois de sa gestation, voire même au 7ᵉ mois.

J'estime qu'un enfant avant terme s'élève plus facilement, quand rien ne contrarie sa venue, qu'un enfant à terme qui a été malmené, subi des tractions et des malformations intempestives et duquel la mère a de mauvaises couches, de mauvaises suites et, partant, un allaitement compliqué et entravé.

De deux maux, choisissant le moindre, je préfère amener au monde un enfant de 8 mois que de laisser s'accomplir une fausse couche. Je crois inutile de cacher à mes lecteurs ce que plusieurs d'entre eux auront sans doute deviné, que, sauf un ou deux, dans les observations que j'énonce, tous sont des rescapés de l'avortement que j'ai amené au port de la vie, soit en m'engageant devant les parents à procurer à la mère une délivrance courte et douce pour celles qui, préalablement, avaient enduré un accouchement laborieux, soit en promettant à celles desquelles il devait être secret, une terminaison de peu de durée et au jour fixé par elles, puisque la plupart de celles que je présente ont pu, au bout soit d'une heure ou d'un court laps de temps, regagner leur domicile et, en ce sens, détourner les soupçons que leur absence aurait pu causer.

De même que l'on cueille avec soin et précaution un fruit mûr à l'espalier, sans attendre que la tempête et l'ouragan ne l'en détachent, de même le fœtus doit être recueilli au sein de sa mère et il ne faut pas que sa venue soit abandonnée aux seuls efforts et caprices de la nature.

D'ailleurs, je suis à même de fournir les attestations, soit verbales, soit écrites aux personnes qui le désireront, de même que des photographies d'enfants desquels la venue au monde a été protégée et facilitée par mes massages.

Je tiens encore, avant de clore ce compte rendu, de réhabiliter le seigle ergoté duquel on a toujours déconseillé l'emploi comme intempestif pendant le travail, jusqu'à le proscrire totalement.

Comme dans beaucoup de choses, l'essentiel est de savoir l'administrer à point.

Concurremment à la méthode de massage, il ne peut être employé que quand la dilatation est complète, et avant la ponction des membranes.

Je ne l'emploie que pour les personnes éloignées, qui ne peuvent accoucher sur place et auxquelles la ponction des membranes, en leur procurant une délivrance trop prompte les empêcherait d'aller accoucher chez elles.

Il a dans ce cas, pour but, de favoriser la rupture des

membranes, lorsqu'elles sont de retour à leur domicile ;
mais dans bien des cas il n'a produit aucun effet ; qu'il
agisse ou non, comme son emploi n'occasionne ni douleurs, ni accidents, on a toute sa liberté d'action.

# CHAPITRE XIV

## DÉDUCTION

Voilà les observations que j'ai faites depuis 10 ans et que j'ai appliquées et enregistrées rigoureusement depuis 6 ans avec un succès toujours croissant.

J'ai pensé vulgariser ma méthode dans le but de tranquilliser et d'encourager les personnes que la perspective d'un accouchement pourrait effrayer, ce qui est déjà une cause de diminution dans le nombre des naissances; celles pour lesquelles l'acouchement doit être tenu secret et ne peut y être qu'à la condition qu'il s'accomplisse dans un laps de temps très restreint et qu'elles soient affranchies des risques qui accompagnent les accouchements livrés à eux-mêmes, pour sauver des existences de mères et des vies d'enfants ; dans d'autres cas pour leur épargner, aux premières des souffrances, aux seconds les accidents qui font souvent cortège à la parturition et par cela même contribuer à la repopulation de la France, atteinte jusque dans ses racines, décimée d'une part par la pratique de l'avortement, d'autre part par la doctrine du malthusianisme, que ma profession m'autorise à combattre.

Au moment où la France court un si grand péril, mon prénom de Jeanne m'impose d'aider à son relèvement, dans la mesure de mes moyens. D'autres Jeanne, dans d'autres temps et dans d'autres circonstances, ont combattu pour elle et ont, sous la protection de la Sainte-Vierge Marie, remporté la victoire.

Ne sommes-nous pas tous les artisans du Seigneur qui nous a donné pour mission de nous entr'aider à naître, à vivre et à mourir ?

Je clos mon entretien en faisant le vœu que l'humanité ne sacrifie pas sa vie et sa santé à sa fidélité à la puissance de l'habitude, et à une routine inexplicable.

Jeanne-Hélène-Eléonore SCHMITT,

Rue de l'Etang, n° 3.

Nancy, le 14 mars 1909.

# ATTESTATIONS

Nancy, le 16/10 1907.

*Madame Schmitt,*
*Rue de l'Etang,*
*Nancy.*

Madame,

J'ai le plaisir de vous informer qu'à la suite de votre admirable traitement, j'ai mis au monde un gros garçon bien constitué, et suis très heureuse de porter ce fait à la connaissance des personnes qu'un accouchement pourrait effrayer.

J'ai eu précédemment deux couches très pénibles, mais la dernière, grâce à vos soins éclairés, a eu lieu dans des conditions les plus satisfaisantes et pour ainsi dire sans douleur.

Je vous autorise à publier la présente et vous prie d'agréer, Madame, avec mes remerciements, mes civilités empressées.

M<sup>me</sup> BERNARD,<br>
49, Rue de la Colline, Nancy.

* * *

J'ai constaté et atteste que tous les accouchements que j'ai faits, préparés par la méthode dite « MASSAGE OBSTÉTRICAL », exécutée par M<sup>me</sup> Schmitt, n'ont pas duré plus d'une heure et se sont terminés sans grandes douleurs, quelle qu'ait été la présentation : Siège, Jumeaux, Cal difforme de la symphyse pubienne, Epaule, Sommet.

M<sup>me</sup> Marie VARINOT,<br>
Accoucheuse de 1<sup>re</sup> classe.

Malzéville, le 23 mai 1908.

Je certifie avoir accouché dans une heure de temps, par
la méthode des massages ; je suis très contente.

Après avoir eu une très mauvaise couche aux fers de mon
premier enfant, la seconde couche s'est bien passée.

A. VERLAINE,
*Rue Villebois-Mareuil, 16,*
*Nancy.*

* *
*

Nancy, le 2 mai 1907.

*A Madame Schmitt,*

Par cette missive j'ai l'honneur de vous dire que tout va
bien chez moi, que ma femme et notre bébé se portent à mer-
veille ; aussi, je dois le dire, grâce à vous, pour les bons soins
que vous avez procurés à ma femme durant les derniers mo-
ments de sa grossesse, et que par les massages que vous lui
avez faits, lui ont procuré une délivrance presque instan-
tanée, et, je peux le dire, presque sans souffrance.

Aussi, chère Madame, comment et combien dois-je vous
remercier, car, je le répète, c'est à vous que tout revient et,
en mon nom et pour ma femme et mon enfant, mille fois
merci.

Veuillez agréer, Madame, mes sincères remerciements et
mes sincères salutations.

A. MÉNAGÉ,
*Rue de Phalsbourg, 6.*

* *
*

J'atteste et crois devoir publier que tous les accouchements
que j'ai faits, qui avaient été préparés par le massage
obstétrical exécuté par M^me Schmitt, ont été exécutés dans
un laps de temps relativement très court, sans grandes dou-

leurs et sans complications, quoique parmi mes clientes plusieurs d'entre elles se sont privées de soins ultérieurs à l'accouchement.

H. KÖHLER.

Vu pour légalisation de la signature de M<sup>me</sup> Köhler :

    Nancy le 3 avril 1909.

        P<sup>r</sup> le Maire de Nancy :

           *L'Adjoint délégué,*

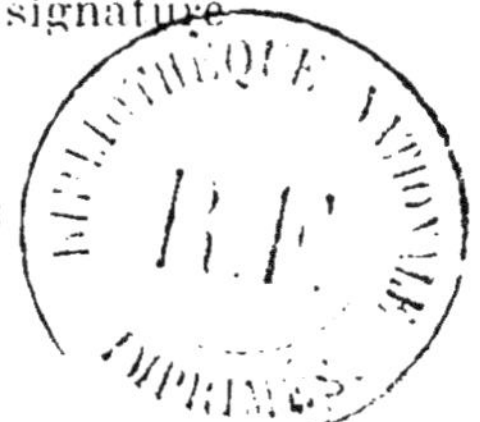

Pour tous renseignements, s'adresser :

Rue de l'Etang, 3 — NANCY